RÉFLEXIONS PRATIQUES

SUR LES DANGERS

DES

SYSTÈMES EN MÉDECINE.

RÉFLEXIONS PRATIQUES

SUR LES DANGERS

DES

SYSTÈMES EN MÉDECINE;

PAR H. DARDONVILLE,

Docteur Médecin de la Faculté de Médecine de Paris, Membre
de plusieurs Sociétés savantes ; Médecin du Bureau de Charité
du 3ᵉ Arrondissement.

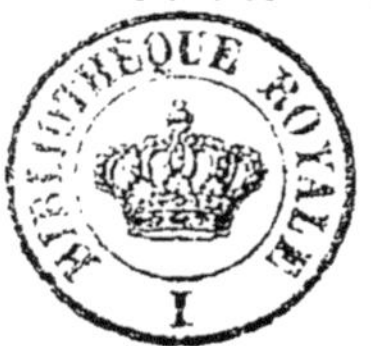

Prudens nihil affirmat quod non probet.

—————⊶⊷◉⊶⊷—————

A PARIS,

CHEZ {
MÉQUIGNON-MARVIS, Libraire, rue de l'École
de Médecine ;
GABON, Libraire, rue de l'École de Médecine ;
CHAUMEROT, Libraire, au Palais-Royal, galerie
de Bois, n° 188.

—————

1818.

NOTICE

SUR LA MALADIE DE Mme Ve D. ;

PAR M. DARDONVILLE, Médecin.

LES systèmes ont été, dans tous les temps,
plus funestes aux sciences d'observations,
qu'ils n'ont contribué à leurs progrès. Ces
chimères brillantes de l'imagination, et de la
vanité, assemblage confus de principes vrais
et faux, ont presque toujours été une source
d'erreurs pour les hommes ordinaires et l'é-
cueil de l'inexpérience. Séduite par quelques
grandes vérites qui la disposent à la confiance,
la multitude se laisse facilement abuser par
des rapports pour la plupart tronqués et men-
songers.

En général un système nouveau lui plaît et
la trouve prête à l'accueillir. Il a d'autant plus
d'attraits pour elle, qu'il semble tout sim-
plifier : c'est une méthode abrégée, à l'aide de
laquelle on peut tout reconnaître, et remédier
à tout ; qui dispense du soin de réfléchir, de
raisonner et de recourir aux leçons de l'expérience, dont les fruits sont si tardifs.

Il est bien plus commode, il est vrai, aux

partisans de l'humoriste, de purger dans tous les cas ; aux zélés brownistes, d'incendier presque tous leurs malades par des toniques ; aux visionnaires inflammatoires, de les épuiser par la saignée, l'eau pure, que d'interroger tous les organes souffrans les uns après les autres, d'analyser jusqu'aux moindres phénomènes, de baser, sur un examen réfléchi, le mode de traitement à suivre. Cette marche vulgaire est dédaignée par le médecin systématique ; son imagination vagabonde ne peut s'astreindre à la suivre; elle aime à s'élancer dans des espaces nouveaux. Il est entraîné par le besoin de créer, d'innover, de dominer.

L'expérience, cette mère de lumière et de prudence, est perdue pour lui. Souvent même, déjouant ses calculs, proclamant ses erreurs, donnant un démenti formel à ses ambitieuses conceptions, elle l'offense, l'irrite et ne le convainc pas. Rarement il étudie la nature. Il n'en saisit les phénomèmes qu'autant qu'elle marche conformément à ses vues. Si elle s'en écarte, ce n'est pas l'homme qui se trompe, mais la nature qui s'égare. Trop prévenu en faveur de son système, rien ne peut le ramener à des idées plus exactes. Le

malade périra plutôt que son abusive méthode.

Plein de confiance dans son mérite, le médecin systématique ne doute de rien. A peine
a-t-il paru dans le monde médical , qu'il
croit voir ses illusions devenir le patrimoine
de la science. Il s'imagine qu'on lui en dis-
pute la propriété. « Quelques-unes de mes
idées, dit-il , sont désormais répandues dans
un cercle assez étendu pour que déjà plusieurs médecins les regardent comme leur
propriété, viennent quelquefois me les soumettre à moi-même (1). » Il s'associe modes-
tement au génie d'un grand homme qui n'est
plus. Il se fait son héritier. Il console la
science. Il lui dit : Ne pleurez plus : me voici.

La critique et l'injure seront s'il le faut ses
armes favorites. Si vous lui reprochez d'em-
ployer de pareils moyens, il vous répondra
que l'amour de l'humanité lui impose ce
pénible devoir (2). Pour se rendre plus inté-
ressant, il révérera des persécutions. « Puis-je
ignorer, vous dira-t-il , que les hommes qui
ont voulu éclairer leurs concitoyens ont été
cruellement persécutés (3); » et, comme les

(1) Préface de l'Examen de la doctrine médicale.
(2) *Idem.* (2) *Idem.*

éloges qu'il se donne à lui-même ne lui laissent plus rien à dire de flatteur pour les autres, il n'applaudira jamais au mérite. Loin de là, il jettera du doute sur les réputations contemporaines les mieux établies. Il ne verra dans un ouvrage, d'ailleurs estimable, que les parties foibles pour les relever avec un orgueil outrageant ; ou s'il peut se résoudre à la louange, ce sera du moins envers des individus dont il n'a point à craindre la rivalité. Maintenant veut-on le suivre dans sa pratique ? En voici un exemple.

Madame veuve D. (1), âgée de trente-six ans, d'une constitution faible, d'un tempérament nerveux et lymphatique, avait joui d'une assez bonne santé jusqu'à l'âge de vingt-deux à vingt-quatre ans : seulement elle avait eu quelques légers engorgemens lymphatiques au cou, dont il reste quelques traces. A vingt-six, elle se maria : jusque-là, aucun chagrin ne l'avait sensiblement affectée. Peu d'années après son mariage, elle eut le malheur de voir son mari périr d'un squirre au pylore : elle le pleura pendant trois ans, et

(1) L'histoire de cette maladie ayant été dénaturée dans des leçons publiques, j'ai cru devoir la publier, avec d'autant plus de raison qu'elle pourra éclairer les élèves sur les dangers des systèmes.

eut une fièvre nerveuse, dont M. Jadelot la guérit, à l'aide d'antispasmodiques. A peine relevée de cette fièvre, elle fut atteinte de douleurs de matrice, qui l'inquiétèrent d'autant plus qu'elle en ignora long-temps la cause, cause qui tenait au développement d'un polype, que le docteur Evrat enleva avec autant d'habileté que de succès ; car la malade n'a ressenti, depuis, que quelques douleurs vagues qu'une imagination inquiète a pu exagérer. Elle eut alors recours à M. Dubois, dont les sages conseils calmèrent, pour un temps, ses inquiétudes. Bientôt après, elle consulta quelques charlatans, dont elle se contenta de payer les avis sans les suivre. Toutes ces agitations avaient irrité le système nerveux, et finirent par déterminer une nouvelle fièvre, dont M. Jadelot la délivra aussi heureusement que de la première, et par les mêmes moyens. Soupçonnant un léger engorgement lymphatique ou autre, il lui fit prendre des pilules de ciguë, mais elle ne put en supporter l'usage.

Quelques temps après, assiégée de nouveaux spasmes, de malaises à la région épigastrique, incommodée de vents et de besoins fréquens, elle consulta un nouveau médecin,

qui lui conseilla les toniques, les antispasmodiques, dont elle s'était si bien trouvée
dans ses fièvres. Du sirop de quinquina, pris
à contre temps, loin de calmer les accidens nerveux, ne fit que les aggraver et accroître la constipation qui existait déjà. Dans cet état de souf-
france, elle invoqua les soins de M. B***. Celui-ci
n'hésita point à rapporter la cause du mal à une
inflammation chronique de l'estomac ; il dimi-
nua en conséquence la quantité des alimens,
ne permit que quelques petites soupes, un peu
de poulet, de l'eau froide et de l'eau gommeuse
acidulée avec le sirop de limon. Ce régime,
suivi avec sévérité, pendant sept à huit jours,
ne modéra en rien les symptômes nerveux,
les spasmes de l'estomac ; il produisit l'effet contraire, surtout, après l'usage de l'eau
gommeuse acidulée.

Le docteur B*** revient et prononce qu'il
existe une inflammation aiguë, il proscrit
tout aliment, même l'eau de poulet, comme
trop stimulante, ordonne encore l'eau claire,
l'eau gommeuse pour toute boisson ; on ap-
plique des compresses d'eau froide sur l'é-
pigastre ; les symptômes s'aggravent : malgré cela, même régime. Il veut appliquer les
sangsues ; mais les règles surviennent. Il pro-

nostique un soulagement de ce flux qui dure trois jours, sans amener le mieux espéré. Au contraire, les symptômes nerveux acquièrent plus d'intensité, et M. Laroque est appelé dans la nuit du 6 au 7 avril ; il reconnaît une affection nerveuse et non inflammatoire. Le 7 au soir, le docteur B*** fait appliquer les sangsues : quatre heures après, l'état de la malade devient alarmant : spasmes universels, convulsions, chaleur plus intense de l'estomac, flatuosités, vents, anxiétés précordiales, palpitations, froid des extrémités. M. Laroque, de nouveau appelé au milieu de la nuit, ordonne une potion antispasmodique, qui ne fut pas prise. Le matin, tous les accidens se renouvellent : c'est alors que je suis appelé. Je me trouve avec M. Laroque et M. B*** : le premier conseille les antispasmodiques ; le second veut s'en tenir au premier régime qu'il a prescrit. Pour moi, je garde le silence : j'avais à peine vu la malade. Elle continua l'usage de l'eau froide et de l'eau gommeuse.

Je la vis quatre fois dans le jour ; je passai la nuit près d'elle, et je recueillis les renseignemens que j'ai rapportés précédemment. Voici ce que j'observai : Figure pâle, fatiguée ; lèvres blanches, un peu sèches ; l'œil non injecté ; la paupière inférieure cernée de bleu ; langue saburrale , plus colorée à son extrémité que dans les autres parties ; légère sensibilité de la région épigastrique, non comparable à celle qu'on remarque dans les gastrites chroniques ; chaleur vive de l'estomac dans les momens de besoins, chaleur du tronc, froid des extrémités inférieures , la paume des mains brûlante , expectoration gutturale et sans toux de matières muqueuses. Les urines variaient beaucoup , tantôt claires , blanches , assez abondantes ; tantôt foncées en couleur et rares, surtout après les transpirations abondantes. Le pouls était petit , fréquent , irrégulier , très-variable et sans roideur ; on l'étouffait aisément par une légère pression.

Les douleurs de l'estomac étaient accompagnées d'un resserrement spasmodique, qui s'étendait à la poitrine et occasionnait de l'oppression ; les palpitations étaient fréquentes, suivies de battemens très-sensibles du tronc cœliaque : la nuit très-agitée, le sommeil interrompu. Pendant vingt-quatre heures, le régime prescrit fut exactement suivi ; je n'y changeai rien. D'après ces observations , je reconnus dans la malade une constitution éminemment nerveuse , irritée par des affections vives de l'âme, dont l'effet avait agi sur les organes de la digestion. Je ne pus attribuer qu'à une affection purement nerveuse, et non inflammatoire, les accidens que la malade avait éprouvés , depuis la première visite du docteur B*** jusqu'au 9 avril. En effet, plus il avait employé les débilitans, plus les accidens s'étaient multipliés. La première fois qu'il fut appelé , la malade se plaignait seulement de malaise , de chaleur par intervalles, et de resserrement spasmodique : dans cet état de choses, que fait-il ? Il diminue les alimens , ordonne les boissons aqueuses, légèrement acidulées , l'eau gommeuse, et l'affection s'aggrave. Après huit jours d'un pareil régime, il supprime tout-à-fait les alimens, met la malade à l'eau pure et à l'eau gommeuse , les accidens redoublent ; néanmoins, il fait appliquer les sangsues; les symptômes deviennent alors si alarmans, qu'on appelle de nouveaux médecins.

Et cependant plus j'analysais tous les phénomènes et l'action des agens thérapeutiques, moins je voyais d'inflammation, et plus je reconnaissais une affection nerveuse, un esto mac très - irritable et très-irrité, voisin de l'inflammation par les tourmens de la faim ; car on sait que ce besoin, lorsqu'il est extrême, peut, sans autre cause, déterminer des gastrites. Il est quelquefois si impérieux chez les personnes nerveuses et irritables, que j'en ai vu plusieurs éprouver des spasmes, qui allaient presque jusqu'à la syncope, lorsqu'elles ne pouvaient le satisfaire. Or, je pensais que c'était à la faim et à l'état d'irritation nerveuse que l'on devait attribuer tous les accidens ci-dessus, et non à une inflammation de l'estomac, comme le prétendait le docteur B*** Si elle eût existé, surtout avec autant d'intensité qu'il le pensait, la malade, si irritable, aurait eu des vomissemens; les urines auraient été constamment colorées, rares ; la chaleur eût été plus continue; le pouls, non-seulement petit et fréquent, eût encore été dur et difficile à déprimer ; les palpitations, les battemens du tronc cœliaque, qui augmentaient la sensibilité de l'estomac, ainsi que tous les troubles survenus depuis le régime débilitant, étaient également le résultat de la faim. La langue, légèrement colorée à son extrémité, indiquait aussi combien le principal organe de la digestion souffrait d'une abstinence si sévère.

Je soumis au docteur B*** mon opinion sur le caractère de la maladie, et je le pressai de changer un régime aussi débilitant, de donner à la malade quelques alimens. Mon opinion lui parut étrange : il trouva inconcevable que je ne reconnusse pas d'inflammation, et rejeta, bien loin, la proposition que je lui fis de remplacer l'eau froide et l'eau gommée par l'eau de poulet, l'eau de salep (un gros par pinte) et l'eau de gruau. Je cherchai à le convaincre, en lui rappelant les résultats peu satisfaisans qu'il avait obtenus du régime aqueux ; je lui fis observer que l'inflammation ne pourrait être aggravée par des boissons si légèrement nutritives, et qui contenaient des principes mucilagineux adoucissans et anti-inflammatoires. Enfin, il céda à mes observations, ou plutôt à mes importunités.

Mais, pour combattre l'effet de ces boissons, qu'il trouvait trop irritantes, et pour prévenir l'irritation sanguine, il prescrivit un lavement de trois grains d'extr. gom. d'opium.

La malade prend donc le bouillon de poulet et l'eau de salep, et le prend avec avidité : à peine en prenait-elle, depuis trois heures,

qu'elle éprouve un mieux sensible : les spasmes, les palpitations, les maux de cœur diminuent ; peu d'heures après, les urines deviennent moins blanches ; à l'état d'anxiété succède
un véritable bien-être, qui ramène la joie dans
tous les cœurs. MM. Laroque et B*** viennent le soir, et reconnaissent le mieux. Le
calme qu'elle éprouvait m'avait engagé à diffé-
rer l'administration du lavement opiatique, et
je conseillai de l'oublier; cependant, on le fait
administrer le soir même : on en donne seulement les deux tiers. La malade s'endort peu
après, et ne se réveille pas de la nuit. Sur
les huit heures, j'entre dans son apparte-
ment, j'ai de la peine à l'éveiller; elle me
répond sans ouvrir les yeux : elle se plaint de
pesanteur à la tête, trouve que son sommeil
n'avait pas été naturel. Les sueurs, qui jusqu'alors avaient été abondantes, étaient nulles, les urines entièrement supprimées ; sur
les neuf heures, elle en rend quelques gout-
tes très-foncées et avec douleur, elle boit
sans appétit l'eau de poulet, l'eau de salep,
qu'elle avait prises la veille avec tant de
plaisir.

MM. Laroque et B*** arrivés, nous nous
entretenons de tout ce qui s'est passé, de la

suppression des sueurs , des urines et du
sommeil prolongé ; nous y reconnaissons ,
M. Laroque et moi , l'effet de l'opium.
M. B***, toujours la phlegmasie en tête, persiste dans son diagnostic , et attribue tout à
une exacerbation inflammatoire , déterminée
par les boissons nutritives, et non à l'opium ;
notre opinion lui paraît ridicule. S'il eût
réellement existé une inflammation capable
de supprimer toutes les sécrétions, la chaleur
de l'estomac et la sensibilité seraient deve-
nues plus vives ; les vomissemens se seraient
déclarés ; les symptômes nerveux, qu'il re-
gardait la veille comme les effets de la phlegmasie , auraient dû l'aggraver encore ; mais
rien de tout cela n'avait lieu. La malade passa
la journée du 10 et la nuit suivante dans un état
de calme , malgré la prétendue exacerbation
phlegmasique.

Elle continua l'usage de l'eau de poulet ,
de l'eau de salep , de l'eau pure , de l'eau de
gruau. L'effet de l'opium rendit les besoins
moins pressans ; aussi moins de spasmes et
de troubles nerveux. Le 11 , les sécrétions n'é-
taient point encore rétablies ; M. B***, en
attribuant toujours la suppression à la phlegmasie , ordonne de nouveau les sangsues ;

elles sont appliquées, mêmes effets que la première fois ; palpitations, froid des extrémités, flatuosités, chaleur de l'estomac, pouls petit, fréquent, se déprimant facilement, inquiétudes vives qui augmentent encore le trouble nerveux. La nuit du 11 au 12 se passe dans cet état, il y eut peu de sommeil ; le 12, au matin, nouveaux spasmes, mêmes accidens, mêmes inquiétudes. Le docteur B*** et M. Laroque arrivés, nous analysons tout ce qui s'est passé dans la nuit ; j'insiste avec ce dernier sur la nécessité d'en venir à des boissons plus substantielles, de passer quelques cuillerées de bouillon, les sécrétions étant rétablies, les spasmes reparaissant, le besoin se faisant sentir. Loin de se rendre à nos instances, le docteur B*** prononce que, si l'on s'écarte de la sévérité du régime prescrit, la malade est perdue ; il le lui dit à elle-même ; elle s'effraie et se soumet.

Même état tout le jour et toute la nuit. Le lendemain nous nous déterminons à invoquer l'autorité de quelques-uns des premiers maîtres de l'art.

MM. Hallé, Dubois, Jadelot, sont appelés. Les deux derniers viennent et se trouvent avec M. B***, Laroque et moi. Après un exposé exact de l'état de la malade, on se rend auprès d'elle : ces messieurs l'examinent, l'interrogent, puis nous nous retirons pour discuter le traitement. M. *Dubois pense que la plus grande maladie est la faim et qu'il faut des alimens.* M. Jadelot est du même avis ; celui de M. Laroque et le mien sont connus. Nous revenons près de la malade, ces messieurs lui font part du résultat de la consultation, et lui conseillent de manger. Pendant le cours de la consultation, le docteur B*** ne s'élève point contre l'avis de ces messieurs ; le soir, seul auprès de la malade, il lui dit : « Je suis toujours du même avis, la diète seule peut vous guérir, ces messieurs n'ont pas, comme moi, approfondi les phlegmasies de l'estomac ; depuis dix ans je les démontre à une jeunesse nombreuse. » La malade, qui, un instant auparavant, se réjouissait de prendre des alimens, dont elle espérait un rétablissement prochain, cède à regret, et s'abandonne encore au régime de M. B*** ; elle n'ose même plus se permettre l'eau de poulet, ni l'eau de salep. M. Hallé vient le lendemain, ordonne le lait d'ânesse, le blanc-manger, et les boissons nutritives ci-dessus.

Notre étonnement fut grand, quand nous apprîmes, M. Laroque et moi, le résultat de la consultation que nous avions provoquée. M. Laroque outré, se retire le sur-lendemain. Retenu par cette pensée consolante, que les premiers maîtres avaient approuvé mon opinion, je restai pour combattre un système désastreux, pour représenter à la malade combien elle serait imprudente, si elle se confiait à l'avis d'un seul. Je conseillai aux personnes qui l'environnaient de lui présenter à chaque instant, au lieu d'eau pure, l'eau de poulet, de gruau, de salep, d'orge, la gelée de pommes, afin de retarder l'épuisement, et de nous donner le temps de vaincre cette frayeur des alimens, dans laquelle le docteur B*** l'entretenait sans cesse.

Du 15 au 27 avril, nos sollicitations furent sans effet auprès d'elle ; elle suivit exactement le régime qu'elle avait observé jusquelà, et toujours les accidens persistèrent ; seulement on remarqua que les boissons passaient plus difficilement ; que les lèvres, que la peau, se décoloraient de jour en jour ; que les extrémités inférieures étaient presque toujours froides ; que les traits de la figure s'altéraient ; que la peau du front devenait graduellement ru-

gueuse, et se couvrait d'une crasse terreuse
et jaune. Une fièvre intermittente se faisait
sentir le soir ; les accès étaient très-mar-
qués, tous les deux jours, par un froid
plus vif des extrémités, par des frissons du
corps très-sensibles, suivis de chaleur et de
sueurs ; la nuit, agitation continuelle, palpi-
tation, insomnie complète ; les urines très-
rares, épaisses, leur excrétion douloureuse. Cette fièvre qui croissait à mesure que
le régime affaiblissait la malade, ne pouvait
être conçue du docteur B***; ses symptômes n'étaient à ses yeux que des irritations
passagères. Il est vrai que cette fièvre con-
trariait son système, nous ayant annoncé,
dans un de ses ouvrages, que les fièvres essentielles rentreraient un jour dans la série
des inflammations locales, qu'elles devaient
avoir d'autant moins d'intensité que l'inflammation serait combattue par les anti-
phlogistiques. Ici le contraire avait lieu, plus
on employait les débilitans, plus la malade
s'affaiblissait, plus la fièvre augmentait : la
fièvre contredisant le système, il était plus
simple de nier son existence.

Cependant, les accès se manifestent si visi-
blement qu'il admet les frictions de quinquina.

La langue étant saburrale et jaune, il donne une once et demie de manne qui agite beaucoup, et détermine deux petites garde-robes.

Depuis le 8 avril, les évacuations alvines avaient été nulles, tous les jours la malade prenait un remède, qu'elle ne rendait presque jamais, ou rarement, et en très-petite quantité. Dans les premiers jours de mai, j'obtiens, à force d'instance, qu'elle prendra un peu de gelée ; je lui persuade que ce n'est qu'un mucilagineux, qui contribuera autant que les autres boissons à combattre l'inflammation imaginaire. Elle était persuadée, comme le docteur B***, qu'elle avait l'estomac enflammé, les tiraillemens douloureux que la faim occasionnait, ainsi que la chaleur, résultat de l'irritation de la faim, ne lui laissaient aucun doute à cet égard.

Enfin, c'est le 5 mai qu'elle se résout à prendre une cuillerée à café de gelée. Le 6, le 7, elle augmente la quantité ; le 8, elle se permet un peu de bouillon de bœuf, coupé avec celui de poulet. Le 9, on va jusqu'à mettre une petite croûte de pain dans le bouillon : tout passe, se digère bien ; les spasmes diminuent ; le pouls perd de sa fréquence, la langue devient moins saburrale. Le 10, elle augmente encore la gelée , les petites soupes de pain ou vermicelle. Le 11 , elle en prend deux et un petit pot de gelée. Le 12 , le 13 , le 14 , elle augmente graduellement ; chaque jour , l'amélioration devient plus sensible ; les spasmes disparaissent , et les accès de fièvre perdent de leur intensité et de leur durée. Le 15 , elle prend un peu de poulet avec une croûte de pain. Tout ce qu'elle mange lui paraît si délicieux , qu'elle prolonge ses repas pour jouir plus long-temps du plaisir qu'elle éprouve. Le premier jour qu'elle commença de s'alimenter , elle ne pouvait se tenir de bout ; le douzième , elle parcourait ses appartemens. On augmenta ainsi graduellement la quantité des alimens jusqu'au 20 mai.

Tous les accidens nerveux, la fièvre intermittente , les tiraillemens de l'estomac , la chaleur , la rareté des urines , l'expectoration gutturale ; avaient disparu presque entièrement , après quinze jours d'un régime substantiel, après l'emploi des frictions de quinquina. La malade mangeait , dans les vingt-quatre heures, deux petites soupes , un pot de gelée , quatre onces de pain et une aile de poulet ; elle buvait à chaque repas deux cuillerées de vin de Bordeaux, coupé avec les trois quarts d'eau. A l'aide d'un tel régime, elle avait recouvré une partie de ses forces, beaucoup plus promptement que l'on n'eût pu s'en flatter. Elle se réjouissait du mieux qui s'était opéré dans sa position, et concevait l'espoir d'aller bientôt à la campagne, dont le séjour promettait un entier rétablissement, lorsque le docteur B*** jette de nouveau l'alarme, déclare que l'inflammation se reproduit, et qu'il faut la remettre au premier régime : il croit en voir l'absolue nécessité dans quelques malaises déterminés particulièrement à l'approche des règles dans la diminution de l'appétit, qui n'avait pourtant rien que de naturel. La faim, produite par un mois d'inanition, se trouvait calmée, et l'estomac ne réclamait plus si impérieusement.

M. B*** accuse ma trop grande précipitation à substanter la malade, et dit que s'il eût été seul, il aurait prévenu une rechute ; mais qu'on avait surpris sa fermeté. Il dit, il répète, qu'il la faut traiter comme si on voulait la faire mourir de faim. La malade, épouvantée, se réduit encore à l'eau.

Le lendemain, tous les symptômes que la

diète avait produits précédemment, se renouvellent : pouls fréquent et faible , palpitations , spasmes , frissons passagers , urines blanches, vents, flatuosités , chaleurs passagères de l'estomac , etc. Après dix jours de cette nouvelle diète , l'amaigrissement général , la faiblesse , les symptômes nerveux, le froid des extrémités , la fièvre intermittente tierce , s'accroissent d'une manière inquiétante ; les urines redeviennent rares et rouges , leur éjection est douloureuse ; plus la malade est soumise à l'inanition, plus ces dernières sont foncées en couleur, et diminuent en quantité , et plus le sieur B*** reste convaincu de l'existence d'une inflammation chronique, marchant vers une dégénérescence des membranes de l'estomac , que l'on ne peut se flatter de prévenir que par l'eau, pas même sucrée.

Le 4 ou le 5 , le régime aqueux ne détruisant pas la prétendue inflammation, les symptômes redevenant, au contraire, plus intenses, il a recours à un moyen thérapeutique plus actif, qui doit produire un effet merveilleux sur l'inflammation : il lui ordonne une glace à la fleur d'orange ; elle n'en eut pas plutôt pris la moitié, qu'elle fut saisie d'un froid général, de frissons et de convulsions. On ne parvint à les dissiper qu'à l'aide de frictions avec des flanelles chaudes. A ce spasme universel, succéda une chaleur vive de l'estomac, qui dura plus de vingt - quatre heures. Peu s'en fallut que le moyen par lequel il prétendait détruire une inflammation imaginaire, n'en déterminât une véritable. Pour la prévenir, j'ordonne l'application d'émolliens sur la région épigastrique, des boissons nutritives et adoucissantes, et des lavemens de graine de lin.

Après avoir combattu les effets de cette glace, je conseille, comme je l'avais déjà fait, les boissons les plus nutritives, et les lavemens de bouillons, jusqu'à ce que nous puissions décider la malade à se nourrir.

Le 10, voyant les accidens s'aggraver, mes avis non suivis, convaincu que le traitement anti-inflammatoire amenerait la perte prochaine de la malade, je signifiai que j'allais me retirer, si l'on ne consentait à suivre un autre régime ; je ne pouvais être plus long-temps spectateur tranquille du dépérissement, de la destruction de cette intéressante malade, à qui l'affaiblissement des facultés physiques et morales ne laissent pas même la force de prendre une résolution.

On me prie instamment de continuer mes soins : je n'y consens qu'à une condition ; c'est que l'on convoquera une nouvelle consultation, et que l'on suivra rigoureusement le traitement qui sera arrêté.

MM. Landré-Beauvais, Jadelot, Husson, Boyer, sont choisis : les trois premiers viennent le 14 juin. M. Jadelot expose ce qu'il a observé dans les maladies antérieures ; M. B*** continue ; je parle ensuite ; nous passons chez la malade ; ces messieurs l'examinent avec le plus grand soin, et ne découvrent aucun signe d'inflammation. Rentrés pour délibérer, *les consultans se prononcent unanimement pour le régime nutritif.* Le docteur B*** lui - même, à mon grand étonnement, se rend à nos avis ; il me fait le reproche de convoquer une assemblée de médecins, lorsque la malade se portait assez bien pour prendre des alimens. Je gardai le silence : mon but était rempli ; nous étions tous d'accord sur le traitement à suivre.

De retour près de la malade, M. Landré-Beauvais lui fait part du régime dont on est convenu : on lui conseille le bouillon de bœuf et de poulet , la gelée de viande , le blanc-manger, le lait d'ânesse ; on ordonne , de plus , des demi-bains tous les deux jours, et la continuation des frictions de quinquina.

Dans la visite du lendemain, le docteur B*** lui dit : L'avis de ces messieurs est que vous preniez des alimens ; c'est aussi le mien ; je ne vous demande plus que quarante-huit heures de diète : je vais vous ordonner un calmant, que vous prendrez dans la journée. Le calmant ordonné se composait de quatre onces d'émulsion des quatre semences froides, édulcorées avec le sirop diacode et de capillaire. La malade , toujours soumise , prend cette émulsion calmante ; mais à peine en est-elle à la quatrième ou cinquième cuillerée, qu'elle éprouve des maux de cœur, de la pesanteur à l'estomac, les boissons passent avec plus de difficulté, le besoin ne s'en fait plus sentir, tout appétit s'éteint, une répugnance invincible repousse la potion. On m'appelle vers les quatre heures ; je distrais l'émulsion , dont je reconnais les effets, et j'engage la malade à s'en tenir à ses boissons ordinaires pour le reste de la nuit. J'ordonne un lavement de bouillon et des frictions de quinquina. Le malaise persiste toute la nuit, la malade ne peut dormir.

Le lendemain, l'état est à peu près le même, les boissons ont encore plus de peine à passer, elles occasionnent des maux de cœur, beaucoup de flatuosités, l'inappétence la plus prononcée. Il n'était plus possible de suivre le traitement arrêté; il fallait attendre que les effets de la potion narcotique fussent entièrement dissipés, et je fus même obligé de diminuer la quantité des boissons, pour prévenir les vomissemens. La malade prend deux lavemens, l'un de bouillon, l'autre de fraise de veau, qu'elle garde, et le soir elle se mit dans un demi-bain à 28 degrés.

La journée et la nuit suivante se passèrent dans le même état; les quarante-huit heures demandées sont écoulées, et la malade n'éprouve pas le mieux dont on l'avait flattée; elle tombe dans le découragement, et se regarde comme perdue, elle ne peut digérer qu'avec beaucoup de peine deux cuillerées d'eau de poulet. Le docteur B*** paraît lui-même fort déconcerté; il ne peut concevoir tous ces désordres; il en tire un pronostic alarmant; et ne sachant que répondre aux objections que la malade et les assistans lui faisaient,

ni calmer leurs vives inquiétudes ; il s'en
va et ne revient plus. Il avait promis de se
trouver le lendemain en consultation avec
M. Brewer. Attendu long-temps, il ne vient
pas. Après vingt-quatre heures, une lettre
apprend à la malade que le docteur B*** a
été retenu, et *que, mécontent de ne point
obtenir une entière confiance*, il désire qu'elle
fixe son choix sur l'un des nombreux médecins qu'elle a consultés.

J'ordonne le 18 une cuillerée à café de
gelée de poulet qui passe avec peine ; le soir
second essai ; le travail de la digestion occasionne une chaleur vive à l'estomac. Le lendemain je fais augmenter d'une cuillerée,
tout passe encore difficilement ; mais mieux
que la veille. Alternativement elle boit deux à
trois cuillerées d'eau de poulet, de gruau et
de salep ; je remarque que ces boissons passent moins facilement que la gelée, j'en diminue la quantité. On continue les lavemens
de bouillon, les demi-bains tous les deux
jours et les frictions de quinquina. M. Boyer
vient voir la malade, il ne trouve ni inflammation, ni tumeur inflammatoire, et ap-
prouve le traitement actuel. Quoique les alimens et les boissons passassent mieux, leur

digestion occasionne toujours de la chaleur, des malaises , de la pesanteur ; cependant on persévère , et l'estomac s'habitue graduellement aux alimens. Après six jours, une petite soupe passe assez heureusement. Le 28 , après dix jours de régime nutritif, on essaie avec succès un peu de poulet, avec un doigt de pain et une cuillerée de vin de Bordeaux dans quatre cuillerées d'eau. Tous les jours la malade se fait porter dans une voiture, et se promène plusieurs heures au bois de Boulogne.

Enfin, le mieux devient de jour en jour plus sensible , les pertes se réparent, les forces renaissent, les digestions sont plus faciles , la langue est moins saburrale , la peau s'anime , la constipation perd de son opiniâtreté, les sécrétions des urines se rétablissent. Le 6 juillet, elle se rend à Passy , les accidens se dissipent successivement , et le flux menstruel que l'inanition avait interrompu pendant plus de trois mois, reparaît enfin. De ce moment madame D. a recouvré sa santé première.

De l'Imprim. de CELLOT, rue des Grands-Augustins, n° 9.

SUITE

AUX RÉFLEXIONS PRATIQUES

SUR LES DANGERS

DES SYSTÈMES EN MÉDECINE.

DANS la notice qui précède sur la maladie de madame Vᵉ D., j'ai considéré le docteur Broussais comme possédé de la manie de l'inflammation : j'ai voulu faire juger par-là du danger des systèmes en médecine, et peindre le systématique qui, toujours exclusif, toujours dupe de son imagination, voudrait asservir la nature à ses lois.

Pour rendre cette vérité plus sensible encore, je considérerai le docteur Broussais à une autre époque de sa vie médicale ; je prouverai qu'alors, et dans un système diamétralement opposé à celui qu'il propage avec tant de confiance, il n'était pas moins exclusif qu'il ne l'est aujourd'hui : c'est ce que va démontrer l'observation de l'infortuné Beau, exemple trop mémorable de ses erreurs sys-

4

tématiques. **De là** je le suivrai dans son *exa-men*, et dans l'application de ses théories à la médecine pratique; car c'est au tribunal de l'expérience que ce grand scrutateur de la nature nous convoque pour l'admirer. *Je les attends*, dit-il, *pour leur répondre au lit des malades* (1). **Eh bien!** c'est là aussi que nous l'apprécierons; là, plus de prestige, plus d'illusion, plus d'espoir de séduire une multitude amie du merveilleux; la vérité seule reste, et le système s'évanouit.

Joignons donc cette seconde observation à celle de madame Vᵉ **D.**, dans laquelle nous avons déjà remarqué combien le docteur Broussais était pénétrant en fait d'inflammation; avec quelle sagacité il a su *déméler les cris confus des organes souffrans*, reconnaître une affection que toute la Faculté assemblée n'a pu découvrir. Ce parallèle suffira pour nous faire connaître dans son entier le caractère de ce grand réformateur, pour nous donner la clef de ses exclusives doctrines, et nous faire pressentir tout ce que l'art et l'humanité doivent attendre de ses heureuses innovations.

(1) *Examen*, préf., pag. **vj**.

Iere OBSERVATION (1).

Gastrite aiguë simulant le catarrhe et la fièvre ataxique continue.

« M. Beau, chirurgien sous-aide au dix-huitième régiment d'infanterie légère, âgé de vingt-quatre ans, cheveux bruns, taille au-dessus de la moyenne, mince, poitrine étroite, sternum enfoncé, avait eu plusieurs fois des rhumes très-graves, et des attaques d'hémoptysie. Il n'était point adonné aux femmes ; mais il avait la passion de l'étude, à laquelle il sacrifiait souvent les heures destinées au repos. Il venait de faire la campagne d'Allemagne, pendant laquelle il avait souffert beaucoup de fatigues, lorsqu'il fut employé dans un hôpital qu'on avait établi à Gorizia. Il y séjourna quelques jours, pendant lesquels il déjeunait tous les matins avec du vin rouge sucré. Il s'aperçut que ce régime lui échauffait beaucoup l'estomac (jusque-là il avait déjeuné au café), et qu'il devenait plus excitable.

« Il me fit appeler, le 7 mars, à Udine ; il

(1) Cette observation est extraite du 2ᵉ volume des Phlegmasies chroniques, pag. 17.

4.

était malade depuis sept à huit jours ; il se plaignait d'une chaleur gastrique fort incommode , et d'avoir perdu l'appétit. Il me dit qu'il s'était enrhumé depuis quelques jours , et que la fièvre s'était accrue de plus en plus. Je remarquai fièvre très-vive, pouls large, dur, intermittent à des espaces irréguliers ; chaleur intense, bouche en bon état, peu de soif, figure tiraillée. Il se plaignait d'une vive douleur de poitrine et d'une forte constriction qu'il rapportait à l'épigastre. Il éprouvait une violente anxiété , se tournait sans cesse, poussait des soupirs douloureux , et paraissait fort affecté de sa situation. Il avait d'abord craché un peu de sang ; mais alors il ne pouvait plus tousser, malgré l'irritation qui l'y sollicitait sans cesse , à cause de la cruelle douleur que lui causaient les secousses de la poitrine.

» L'irritation pulmonaire et la force du pouls indiquaient la saignée ; mais son intermittence, la décomposition des traits, et le séjour que le malade venait de faire dans un hôpital où le typhus contagieux avait régné , me firent craindre qu'elle ne portât préjudice à la force nerveuse. Je conseillai une décoction de figues grasses et un vésicatoire sur le sternum , la douleur de poitrine paraissant universelle. Le malade refusa le vésicatoire , et se dégoûta bientôt de sa boisson.

» Le lendemain, huitième jour, l'anxiété était plus forte , les secousses de toux le tourmentaient sans relâche. Il me raconta la cause et les progrès de sa douleur épigastrique , et ajouta qu'ayant voulu prendre un peu de vin chaud et de bouillon , les premiers jours de sa maladie, il avait vomi ces substances. Il me demanda la saignée avec instance. Je lui conseillai de se faire appliquer sept à huit sangsues autour de l'épigastre : à peine fus-je parti qu'il s'en fit mettre seize.

» Pendant la nuit les plaies saignèrent abondamment ; l'hémorrhagie fut arrêtée avec beaucoup de peine et malgré le malade, qui prenait plaisir à voir couler son sang.

» Le lendemain, neuvième jour, je le trouvai pâle , le pouls faible , la peau froide, tombant en défaillance au moindre mouvement. La douleur de poitrine était disparue ; il restait à peine de la toux : le malade avait déliré pendant l'hémorrhagie. Je conseillai une infusion de quinquina émulsionnée et gommée, et quelques cuillerées d'eau vineuse sucrée : tout cela fut aussitôt vomi qu'avalé. L'anxiété, le malaise, l'agitation reparurent. J'essayai quelques juleps un peu aromatisés et anti-spasmodiques ; ils furent repoussés ; les consommés le furent également. Il fallut s'en tenir aux boissons gommeuses, acidulées avec du suc de citron : le malade les prenait avec plaisir, et ne les vomissait point.

» Deux jours après les lipothymies cessèrent, le pouls se releva ; mais, dans la même proportion, l'anxiété s'était exaspérée, les petits efforts de toux recommencèrent. Je ne pus faire prendre autre chose qu'une potion gommeuse acidulée.

» Le douzième jour M. Beau cessa d'être attentif à tout ce qui se passait autour de lui ; le pouls tomba tout-à-fait, la bouche s'encroûta ; il repoussa tous les toniques.

» Le treizième, après un usage assez abondant de la potion gommeuse et de la limonade, qu'il prenait toujours avec plaisir, la susceptibilité s'étant émoussée, il commença à avaler quelques cuillerées de potion gommeuse, aromatisée avec de l'eau de fleurs d'orange et d'écorce d'oranger, et à supporter le vin de Chypre à petites doses.

» Je profitai de la stupeur où il était pour appliquer sur le thorax et les extrémités les vésicatoires, pour lesquels il avait toujours montré une répugnance invincible. Depuis lors il avala tous les médicamens cordiaux qu'on voulut lui donner, et ne les vomit plus que quand on le faisait boire à des intervalles rapprochés.

» Nonobstant tous ces moyens, les symptômes firent des progrès désespérans ; il cessa de répondre à toute question ; il ne témoignait reconnaître personne ; il ne sortait plus la langue ; on le voyait les yeux à demi - fermés, soupirant sans cesse, faisant des tentatives infructueuses pour tousser, sur - tout quand on lui découvrait la poitrine ; remuant à chaque instant ses bras, qu'il croisait souvent derrière la tête, ou qu'il tenait élevés perpendiculairement ; il changeait d'attitude presqu'à chaque minute ; quelquefois on le voyait se découvrir brusquement, et se coucher sur le ventre en travers de son lit.

» C'était dans ces agitations que l'infortuné Beau passait les nuits entières, sans goûter un instant les douceurs du sommeil. Le pouls, qui fut toujours irrégulier et intermittent, s'affaiblissait de jour en jour. La peau perdait sa chaleur ; l'encroûtement de la bouche était très - variable en consistance, en couleur, et quelquefois n'existait pas du tout ; la face s'excavait sans être ni jaune, ni terreuse ou livide, comme dans le vrai typhus ; elle conserva toujours la couleur de chair de la santé ; il semblait que le sentiment ne lui était ôté que par la violence des douleurs ; il avait des grincemens de dents presque continuels ; on ne remarquait ni dyspnée ni agitation à la poitrine.

» A la réunion de ces terribles symptômes, je ne pouvais méconnaître une phlegmasie gastrique ; mais, comme le danger était grand, je n'osais m'en rapporter à moi seul. Je m'entourai des lumières d'un médecin distingué, qui jugea la maladie plutôt ataxique qu'inflammatoire ; et les stimulans de toute espèce furent prodigués. Le malheureux jeune homme n'avait plus la force de les vomir ; mais ses cruelles anxiétés augmentaient d'autant plus qu'il en prenait davantage.

» Le seizième jour tout son corps était agité d'un tremblement convulsif. Le dix-septième sa face se rétrécit, son pouls s'effaça davantage ; vers le soir il était dans un coma profond. Le dix - huitième immobilité absolue : les boissons ressortaient ou pénétraient dans la trachée, la peau était glaciale, le pouls à peine sensible, la respiration rare, mais nullement laborieuse ou convulsive. Le léger souffle de vie qui l'animait encore se dissipa dans la nuit.

Autopsie.

» *Habitude.* Le cadavre était dépourvu de graisse, mais les muscles étaient saillans, bien colorés et fermes ; il n'y avait aucune fétidité. — *Tête.* Pie-mère fort injectée , sur-tout sur l'hémisphère gauche. Substance cérébrale consistante et rouge : ventricules un peu dilatés par une sérosité limpide.—*Poitrine.* Les deux poumons libres et fort sains ; cœur en bon état ; point de liquide dans le péricarde. — *Abdomen.* Estomac resserré , réduit à la grosseur d'un intestin grêle ; sa consistance dure, sa membrane muqueuse épaisse, et, dans toute son étendue, d'un rouge foncé, livide, porté jusqu'au noir dans une foule d'endroits. Tous les intestins rétrécis et fortement contractés ; leur muqueuse sèche et d'un rouge éclatant ; les capillaires des vaisseaux mésentériques fort injectés ; aucune fétidité. »

Un médecin moins prévenu par un système, un génie moins vaste que le docteur Broussais, aurait suivi un mode de traitement bien différent de celui auquel il a cru devoir soumèttre son malade, car il aurait reconnu de suite une phlegmasie de l'estomac. D'abord il aurait étudié la constitution du sujet ; il aurait tenu compte du genre de vie que suivait Beau depuis quelque temps, de son travail opiniâtre le jour et la nuit, de l'usage inconsidéré et du vin chaud et du café, si nuisible avec une vie sédentaire, de sa grande disposition aux hémoptysies. De l'analyse des causes il serait passé à celle des symptômes. Le sentiment de chaleur de l'estomac, sa forte constriction, la douleur de poitrine compliquée de toux, le vomissement de boissons excitantes, l'état du pouls, la nature des sécrétions et des excrétions, l'action des médicamens, la sensibilité plus ou moins vive de la région épigastrique (qui ne pouvait manquer d'exister, quoique l'auteur n'en fasse pas mention, ainsi que d'une foule de détails qu'il dédaigne malgré leur importance), étaient des signes bien suffisans pour dévoiler une gastrite et entérite déjà si évidentes, et rendues plus aiguës encore par un régime que l'expérience condamnait, et que l'esprit de système pouvait seul adopter. Ce médecin aurait employé de suite avec persévérance le régime anti-inflammatoire ; il n'aurait point attendu que le malade

réclamât l'application des sangsues, il les aurait fait appliquer avant de conseiller un vésicatoire. Le neuvième jour il n'aurait point
donné la décoction de quinquina, ni l'eau sucrée vineuse, la faiblesse étant l'effet des sangsues, et le délire celui de la violence de l'inflammation gastrique et cérébrale. Ces deux
symptômes, joints aux précédens, ne lui auraient pas fait appréhender un typhus, lors
même que cette fièvre serait venu compliquer
l'inflammation gastrique. Ce médecin n'aurait
point donné les boissons excitantes de quinquina ; il aurait, au contraire, suivi la sage
méthode conseillée par Hildenbrand dans
le typhus compliqué de phlegmasie locale.
Après le vomissement des boissons excitantes,
le neuvième jour, s'il eût été dans l'erreur
jusque - là, il se serait bien gardé de pres-
crire de nouveau les boissons stimulantes.
L'eau de poulet, l'eau d'orge, l'eau gommée,
une limonade légère, que le malade prenait
avec tant de plaisir, auraient été les agens de
sa thérapeutique. Il n'aurait point gorgé, non
plus, son malade de potions toniques ; il aurait bien moins donné encore... grand Dieu !
le vin de Chypre. Ah ! Brown, que tu avais
là un brûlant partisan ! Ce médecin, dont je

parle, aurait joint aux boissons adoucissantes les fomentations émollientes sur l'épigastre, et particulièrement sur l'abdomen. Après les sangsues, il aurait appliqué les ventouses scarifiées ; il aurait employé les demi-bains émolliens, les quarts de lavement ; enfin, après tous ces moyens, il aurait eu recours aux révulsifs plus ou moins actifs. Mais, pour le malheur de Beau, le docteur Broussais ne voyait pas alors comme aujourd'hui ; il ne voyait que faiblesse dans toutes les maladies ; il incendiait tous ses malades par des toniques, par des spiritueux, par les excitans les plus énergiques, comme il les débilite aujourd'hui par tous les moyens contraires. A ces traits, qui ne reconnaît déjà le caractère exclusif, funeste apanage de l'esprit de système ?

Il nous apprend dans ses réflexions, faites sans doute postérieurement à l'observation que nous venons de rapporter, et après avoir été éclairé par l'autopsie sur sa trop déplorable erreur, qu'il avait reconnu la phlegmasie, lorsqu'il appela un consultant, et qu'il aurait renoncé à ce traitement incendiaire, s'il n'avait craint de heurter le préjugé. Voici ce qu'il dit à ce sujet : « J'essayai donc les to-

» niques(quel essai!);leur mauvais succès allait
» m'y faire renoncer; mais je n'osai seul heur-
» ter le préjugé, et le résultat de la nouvelle
» consultation fut qu'il fallait conduire peu-
» à-peu l'estomac aux stimulans, parce qu'il
» importait de remédier à la prostration. »

Comment donc ce grand scrutateur a-t-il pu rester un seul instant dans une ignorance aussi profonde sur la nature d'une maladie que l'écolier qui essuie encore la poussière des bancs aurait d'abord reconnue, puisqu'elle s'était déclarée avec des caractères si frappans? Le médecin consulté pouvait-il, au milieu de tous les désordres suscités par un régime aussi pernicieux, découvrir la vérité, comme il l'eût fait dans les premiers jours de la maladie? Le docteur Broussais avait-il besoin de l'impulsion d'un confrère pour abuser des toniques? Déjà il n'y était que trop porté, ainsi qu'il est forcé d'en convenir dans son examen: mais c'est une manière adroite, si elle n'est délicate, d'alléger ses torts, en les partageant avec un autre; car personne ne peut s'y tromper. Si, jusqu'au moment de la consultation, il eût employé uniquement les anti - phlogistiques, on pourrait l'en croire; mais déjà il avait fait un abus irrémédiable des excitans ; déjà le *système* avait porté le coup mortel, Beau n'existait plus.....

Tel est un des trop nombreux et trop déplorables exemples de l'aveuglement du systématique ; telles sont les douloureuses réflexions et les cuisans regrets que nous arrache l'observation du malheureux Beau , laquelle, jointe et comparée à celle de madame Ve D. , nous offre une preuve complète du danger des systèmes en médecine, et nous convainc que les plus grandes disgrâces ne peuvent ni désabuser, ni corriger celui qui en a épousé la chimère ; sa manie sera toujours la même : si jamais il abandonne un système, soyez sûr qu'il en a déjà embrassé un autre ; car il ne peut vivre sans le charme de l'illusion. C'est ainsi que nous avons vu l'auteur de l'*Examen de la doctrine médicale* reconnaître ses fautes, être effrayé de leurs résultats, en demander ingénument pardon à ses malades, qui sont ou ne sont plus, et au moment même où l'expression du regret est encore sur ses lèvres, retomber dans une erreur non moins funeste que celle qu'il vient d'abjurer. *Je vous en parle savamment,* dit-il aux systématiques browniens, *long - temps j'ai partagé vos erreurs ; mes malades, à qui j'en demande bien pardon, n'ont pas eu à s'en féliciter.* C'est quelque chose déjà qu'un semblable aveu ; espérons que ce ne sera pas le dernier qui échappera à l'humilité du docteur Broussais.

Aujourd'hui, l'observation de madame Vᵉ D. nous le représente sous un autre point de vue, n'apercevant qu'excès de force, d'irritabilité sanguine, traitant en sens inverse cette malheureuse malade, de même qu'il avait traité *Beau;* repoussant l'évidence pour ne suivre que son fatal système. Il lutte avec une sorte de fanatisme contre les efforts de la nature et de l'art ; son aveuglement l'empêche de voir qu'il prend pour inflammation une affection nerveuse, aggravée par une diète trop austère. C'est en vain qu'on s'efforcerait de le ramener au mode de traitement que lui dicte un aréopage imposant. Là où le systématique se montre, il faut que la nature cède ; elle échouera sur l'écueil du hasard et de la témérité. Tout système en médecine n'est, en effet, qu'un jeu qui offre au malade plus de chances contraires que propices. Pour qu'il devienne favorable, il faut que la maladie se rencontre avec lui ; autrement, malheur au malade. Avant de vous confier au systématique, sachez donc s'il est pour l'inflammation ou non, et si votre maladie est inflammatoire ou autre. Si l'infortuné Beau, par exemple, eût été malade douze ans plus tard, le système que le docteur Broussais suit aujourd'hui lui aurait été aussi salutaire, que lui a été funeste celui auquel sa triste expérience a forcé ce grand homme de renoncer; de même si madame Ve D. eût été malade douze ans plus tôt, elle n'aurait pas couru le danger de mourir de faim.

O vous que la maladie n'assiège que trop souvent! gardez-vous bien, si le sort vous donne jamais pour médecin le docteur Broussais, ou l'un de ses zélés partisans, d'être atteints de toute autre maladie que d'une inflammation; car, en dépit de tout, de vos souffrances et de vos cris, il faudra que vous ayez une inflammation; il faudra que vous buviez de l'eau; que vous voyiez couler votre sang; que vous éprouviez toutes les tortures de la faim; il faudra vous soumettre au grand système! Dernièrement un chaud partisan de la nouvelle doctrine, un élève du docteur Broussais, est appelé pour soigner une jeune demoiselle atteinte de douleur d'estomac, que nous nommons vulgairement *nerveuse*, dont tant de jeunes personnes sont attaquées dans les grandes villes. Le zélé novateur croit reconnaître une phlegmasie gastrique ; il la traite en conséquence pendant six semaines ; met la malade à la diète la plus austère , au régime le plus débilitant ; malheureusement pour elle et pour le système , les accidens s'aggravent , une fièvre intermittente , un amaigrissement très-inquiétant surviennent. La mère de cette nouvelle victime du système , éclairée par la tendre sollicitude d'un ami , de qui je tiens ce fait , implora les sages conseils du très-célèbre M. Portal, qui, à l'aide d'un régime tonique et nutritif, fit disparaître en peu de temps tous les symptômes de la prétendue inflammation , au grand étonnement de ce jeune prosélyte , qui reçut d'un des pères de la médecine une bonne leçon , dont il saura sans doute profiter.

Le docteur Broussais, du haut de sa chaire, nous apprend aussi que l'hypochondrie , comme toutes les affections nerveuses de l'estomac , est une inflammation chronique de la muqueuse gastrique, ou, pour ne pas nous effaroucher, une irritation sanguine. *Je conviens* (dit-il à M. Louyer - Villermay, qui a comme moi le tort de lui reprocher de ne voir que trop souvent phlegmasie) *que l'in-*

*flammation ne saurait être intense dans le dé-
but de l'hypochondrie....* (1).

Sur quoi repose son opinion? Sur ce que
cette affection peut quelquefois se compliquer d'une inflammation chronique , suite
d'agens alimentaires ou médicamenteux trop
stimulans , pris imprudemment dans une
maladie où la susceptibilité nerveuse est si
grande. Avec lui il n'y a aucun degré ; une
irritation nerveuse ne peut exister dans un
organe, sans qu'il en résulte nécessairement
un état phlegmasique. Tout ce que l'histoire
des névroses locale ou générale nous a appris,
et nous apprend chaque jour, n'a pu le pré-
server d'une telle erreur. Cependant, quoi
qu'en dise le docteur Broussais dans dix-huit
ou vingt pages de louanges qu'il se prodigue à
lui-même, et de gémissemens sur ce qu'il n'a
pu être bien compris (2), il paraît reconnu,
contre son opinion, que l'hypochondrie est
une affection nerveuse et non une phlegmasie
gastrique, ayant son siége dans les filets nerveux cérébraux qui se rendent à l'estomac,
et aux viscères qui l'avoisinent. L'irritation
de ceux-ci, trop prolongée ou exaltée par des

(1) *Examen,* page 393.
(2) *Examen,* pages 290 à 408.

stimulans trop actifs, peut-elle se transmettre aux nerfs de la vie organique ? Il n'y a aucun doute. Peut-elle quelquefois occasioner une phlegmasie ? Avant que le docteur Broussais eût ouvert un livre de médecine, la question était résolue. Peut-elle également, après un certain laps de temps, occasioner une dégénérescence squirrheuse ? Qui aujourd'hui pourrait en douter ? Mais, malgré ces complications et terminaisons quelquefois observées, l'hypochondrie n'en est pas moins une affection exclusivement nerveuse, résultant le plus souvent d'agitations vives de l'ame, de passions violentes, de chagrins profonds, qui agissent primitivement sur le cerveau, et sympathiquement sur les nerfs qui se rendent aux viscères abdominaux, et non l'effet de l'inflammation de la muqueuse gastrique.

Pour achever le portrait du systématique, suivons-le dans son *Examen* : là, comme au lit du malade, nous le verrons non moins exclusif, toujours perdu loin de la vérité, ne voyant la source de nos maux que dans des irritations sanguines, ou dans des phlegmasies locales, etc.; nous annoncer, avec le langage de l'inspiration, que toutes les fièvres ne sont que des phlegmasies locales ; que les fièvres putri-

des, malignes, bilieuses, muqueuses, rémittentes et intermittentes, ne sont plus que des
chimères qui obscurcissent le cerveau des
nosologistes de ce siècle ; que l'humanité n'a
plus à redouter ces cruelles maladies, mais
seulement, mais uniquement des inflammations, des irritations sanguines locales, qui,
attaquées dans leur principe, par la saignée,
l'eau pure, céderont à ces simples agens ;
seuls, à l'en croire, ils détruiront ces fièvres
qui, si long - temps, ont affligé l'espèce humaine, et contre lesquelles on a été si loin
chercher un puissant antidote. Ainsi le Nou-
veau-Monde, depuis long-temps enrichi par
l'erreur, va perdre une branche de commerce
si lucrative ? Le quinquina, ce bois sacré, auquel on s'est plu à rendre tant d'hommages,
et auquel les nombreux ignorans qui exercent
aujourd'hui la médecine en rendent encore,
va perdre son antique réputation, et rede-
venir une vile poussière ou un poison violent ?
La hideuse sangsue, fière d'une telle révolution, doit hériter d'une si belle gloire, et oc-
cuper la première place dans nos officines.

Cette immortelle découverte que l'auteur
de l'*Examen* s'attribue uniquement, lui est
disputée par un médecin littérateur, non

moins distingué, par le docteur Fournier, qui nous dit : *Depuis long-temps j'ai acquis la preuve qu'il n'existe pas de fièvre adyna-mique ni ataxique* (1). Et la preuve qu'il en donne, *c'est qu'ayant, il y a dix-sept ans, à diriger le traitement d'une femme atteinte de phlegmasie chronique de la poitrine, je lui fis faire cinquante-cinq saignées, dans l'es-pace de deux mois, sans avoir égard à des si-gnes d'adynamie qui faisaient condamner par d'autres le système de médication que j'avais adopté. La malade guérit, et les clameurs ces-sèrent* (2). D'après cette nouvelle doctrine, on ne parlera plus, dans le traitement des maladies, que de saignées par centaines. Ainsi l'invention d'un si beau et si vaste sys-tème, dont le mérite est disputé au docteur Broussais, par M. Fournier, ne nous permet plus de douter que les fièvres ne soient le ré-sultat d'irritations, d'inflammations locales. *Quelques-unes de mes idées, dit l'auteur de l'Examen, sont désormais répandues dans un cercle assez étendu, pour que déjà plusieurs médecins, les regardant comme leur propriété,*

(1) Journal universel des sciences médicales, p. 98, n° 25.

(2) *Id.*, p. 99.

viennent me les soumettre à moi-même, où les énoncent en public comme des opinions vulgaires. Dans quel ouvrage a-t-on consigné que les fièvres essentielles rentreraient un jour dans la série des phlegmasies locales (1)?

Ce n'est pas tout : il établit en principe fondamental, qu'une irritation locale ne peut déterminer de fièvre qu'après avoir non-seulement irrité le cœur, mais, avant tout, les membranes muqueuses : sans l'intermède de celles-ci, sans leur irritation, nous ne pouvons, dit-il, avoir de fièvre. *Toutes les fois qu'un organe est assez irrité pour provoquer la fièvre, il ne la produit jamais que par l'irritation réunie du cœur et des membranes muqueuses* (2). *Quand bien même* (avance-t-il encore dans son *Examen*, p. 111), *le miasme du typhus pénétrerait par l'absorption cutanée, il ne produirait point la fièvre sans que le principal point d'irritation ne se trouvât dans les membranes muqueuses.* Cette opinion est tellement erronée, que je la rangerai au nombre des cent et une illusions de son auteur ; et elle est tellement au-dessous de toute réfutation, que je ne m'amuserai pas à la com-

(1) *Examen*, préf., p. vj.
(2) Gazette des sciences médic., p. 143.

battre. Seulement je dirai que, long - temps avant lui, les auteurs ont observé et écrit que la phlogose des membranes muqueuses, surtout de celles gastriques, peut occasioner des fièvres de différens caractères, et les compliquer pour la plupart : mais ils n'ont pas conclu de cette remarque et de cette complication, comme cet ingénieux novateur, que, sans l'irritation des membranes muqueuses, il ne peut y avoir de fièvre. Cette théorie hasardée lui a valu le compliment que *le nec plus ultra de son génie s'arrêtait à la valvule iléo-cœcale.*

Grand observateur des sympathies, il nous annonce qu'il n'y a pas de fièvres essentielles, c'est-à-dire, des fièvres qui soient le résultat de l'irritation de presque tout un système. Et sur quoi base-t-il une telle hypothèse ? sur ce que des phlegmasies locales de quelques grands viscères troublant toute l'économie, irritant le système nerveux, peuvent quelquefois occasioner ces fièvres. Quel génie de localité ! Parce qu'une cause peut produire tels phénomènes, il ne peut y en avoir d'autres qui les produisent.

Aussi combien doit lui paraître étrange, d'après son exclusif système, la définition suivante de la fièvre inflammatoire : *Les fièvres angioténiques sont marquées par une irritation fixée primitivement sur les tuniques des vaisseaux sanguins* (1).

C'est cette définition sans doute , comme beaucoup d'autres non moins exactes , qui ont valu à l'auteur de la Nosographie philosophique tant d'injurieuses apostrophes ?

Mais autant cette définition lui paraît fausse, autant le médecin observateur , étranger à tout esprit de secte , la trouve exacte et judicieuse. M'étant proposé de ne rien réfuter qu'avec des faits, je vais en rapporter un qui , peut-être , jettera quelque jour sur cette importante question. Pendant mon séjour à Vienne en Autriche , lors du congrès de 1814, je fus appelé pour observer un élève de l'école d'artillerie de Vienne , atteint d'une fièvre inflammatoire au plus haut degré , traité par Pierre Franck (je suivais alors la pratique de ce grand maître , sur-tout la clinique du très - célèbre Hildenbrand). La violence de cette fièvre était telle, que chaque battement du cœur faisait éprouver au corps une espèce de commotion, et rendait les pulsations des artères anti-brachiales sensibles à

(1) Nosographie philosophique, tom. **1**.

l'œil ; un trouble général, compliqué ae délire, se remarquait dans toutes les fonctions.
Je ne vis le malade que la veille de sa mort.

Pierre Franck, qui fut appelé dans les premiers jours, et qui avait déjà observé plusieurs cas semblables (Epitome, lib. 1),
caractérisa cette fièvre *inflammatoire*, déses-
péra de sauver le malade, et prédit qu'à sa
mort, on trouverait la tunique interne des
gros et petits vaisseaux d'un rouge vif. En
effet, l'ouverture faite en présence de Louis
Franck son neveu, des médecin et chirurgien de l'école d'artillerie , nous trouvâmes
ce qu'il avait annoncé : toute la membrane
interne du ventricule gauche du cœur, des
gros et des petits vaisseaux (aussi loin qu'on
peut les suivre), d'un rouge vif. On n'obser-
va aucune phlegmasie locale ; le cerveau seulement gorgé de sang, le cœur de volume
ordinaire.

Cette observation, dont la vérité ne peut
être contestée, et que l'on verra paraître un
jour dans les immortels ouvrages de Pierre
Franck , si déjà elle n'est publiée , prouve
bien, en effet, que la fièvre inflammatoire
peut être le résultat d'une irritation générale
du système sanguin artériel ou capillaire , et

n'est pas toujours le résultat d'une phlegmasie locale.

Quelle immense différence n'y a-t-il pas
entre une fièvre inflammatoire essentielle oc-
casionée par une irritation générale , et les
fièvres symptomatiques, dans leur physiono-
mie, leur marche, leur durée, leur terminai-
son ! Quel est le médecin qui n'a pas fait cette
remarque, et qui n'a pas saisi toutes les nuan-
ces ? Le systématique, absorbé dans ses calculs
d'innovation et entièrement étranger aux phénomènes de la nature, est le seul qui n'en soit
pas frappé.

Si nous observons si souvent, dans le cours
des fièvres dites essentielles, des phlegmasies
locales , elles sont presque toujours consécu-
tives, et non primitives, comme le pense
notre réformateur ; elles sont ou la suite du
trouble apporté par la fièvre essentielle dans
nos fonctions , ou l'effet d'un mauvais mode
de traitement, d'imprudences de la part des
malades, etc. Ainsi, dernièrement , je fus appelé à soigner un jeune homme atteint d'une
fièvre inflammatoire, qui, le quatrième jour, se
terminait par des sueurs abondantes , par des
urines troubles, par un soulagement général : une commère survient, fait prendre au

malade un verre de vin chaud sucré pour ac-
tiver, dit-elle, les sueurs; peu d'instans
après ce breuvage, les sueurs et les urines
critiques s'arrêtent, un point de côté, de
l'oppression assiégent le malade.

Que de fois ne remarquons-nous pas ces
accidens, ces phlegmasies locales, à la suite
des fièvres essentielles et des fièvres éruptives, de la variole, de la rougeole, etc., etc.,
mal traitées, ou à la suite d'imprudences de
la part des malades ; ces fièvres, malgré ces
fâcheuses complications d'inflammations locales, n'en ont pas moins leur caractère
propre, ne cessent pas pour cela d'être fièvres
éruptives. De même que la fièvre angioté-
nique paraît être le résultat d'une irritation
générale de la tunique interne des vaisseaux
sanguins; de même un assez grand nombre
de faits peuvent nous porter à croire que les
fièvres ataxiques sont aussi le résultat d'une
irritation générale du système nerveux, sans
que nous soyons obligés pour le concevoir
d'admettre une phlegmasie locale.

Cependant, tout en admettant cette opinion,
nous sommes bien loin de penser qu'une
phlegmasie locale ne puisse être cause première d'une fièvre maligne ou autre ; le

trouble qu'elle apporte quelquefois dans toute l'économie , peut réagir sur le système nerveux , l'irriter, et occasioner cette fièvre, sur-tout si la phlegmasie n'est pas traitée convenablement, si le système nerveux de l'organe enflammé est trop irrité. Rejeter cette opinion , serait encourir le reproche que nous adressons à l'auteur de l'*Examen*, celui d'être exclusif.

Ce sont même ces complications qui rendent les fièvres nerveuses si redoutables et si difficiles à traiter ; les moyens propres à combattre les symptômes nerveux étant toujours contraires à la phlegmasie , de même que ceux indiqués pour combattre la phlegmasie exaspèrent souvent les symptômes nerveux , à moins qu'ils ne soient occasionés et entretenus par l'inflammation locale : dans ce dernier cas , alors la méthode anti - phlogistique est indiquée, et le nouveau système triomphera ; mais dans le cas contraire, tremblons pour le malade et pour le système.

La question importante à résoudre est donc de savoir si une irritation plus ou moins vive, fixée sur le système nerveux , peut, sans phlegmasie locale , sans l'irritation de la muqueuse gastrique , occasioner une fièvre nerveuse, ataxique ou pernicieuse, une fièvre rémittente ou intermittente, etc.? D'après le grand système, cela ne se peut. Encore un fait propre à éclairer la question.

Il y a deux ans, je fus appelé, à vingt-deux lieues de Paris, pour donner des soins (concurremment avec MM. Jolly et Laurain, praticiens éclairés de la ville de Château-Thierry) à une parente chérie, à madame Jolly, atteinte d'une fièvre nerveuse, suite de frayeurs, d'inquiétudes, d'agitations vives et prolongées, occasionées par la présence des armées *ennemies*, qui avaient tellement irrité le système nerveux, qu'à la plus petite nouvelle, qu'à la moindre émotion, elle éprouvait, depuis près d'un an, un tremblement universel.

Chaque redoublement de cette fièvre arrivait le soir; il s'annonçait par un spasme de tout le corps, par un frisson et un froid très-vif; sa durée était d'une heure; à ce trouble se joignait sensibilité assez vive de l'épigastre, avec douleur, légère chaleur de cette région, et vomissemens ; on remarquait aussi, mais seulement de loin à loin, quelques légers soubresauts des tendons ; la langue était légèrement saburrale, sèche au milieu, pendant le premier degré de chaleur. Les urines étaient plutôt pâles, dites nerveuses, que foncées en couleur. Pendant les dix premiers jours, un régime adoucissant, une diète sévère, quelques légers anti-spasmodiques furent prescrits. Jusque-là le quinquina n'avait point été mis en usage, à cause de la sensibilité de l'épigastre et des vomissemens qui survenaient au commencement des redoublemens; mais, observant que les symptômes fébriles, nerveux s'exaspéraient au lieu de se modérer, nous résolûmes tous les trois, de concert, d'essayer l'extrait de quinquina. Dès le premier jour, le redoublement fut moindre; le deuxième, bien moindre encore; le quatrième et le cinquième sur-tout, disparition presque totale de tous les accidens; le sixième jour, la malade passe à la convalescence, et continue ce médicament quelques jours encore. Ici la douleur, la sensibilité de l'épigastre, la fièvre étaient-elles le résultat d'une irritation sanguine, d'une phlegmasie locale, ou une irritation purement nerveuse ?

L'ensemble des phénomènes morbifiques, l'action, l'effet du quinquina repoussent la première supposition, et nous forcent d'admettre la dernière. Si nous eussions employé le quinquina en friction ou en lavement, comme nous aurions pu le faire, le docteur Broussais pourrait nous rétorquer l'observation par une de ces subtilités qui lui sont propres, et attribuer l'heureux effet de ce précieux fébrifuge à son action révulsive presque vésicante, comme il explique les effets merveilleux de ce médicament, dans le traitement des fièvres putrides, malignes et autres : mais, malheureusement pour le nouveau système, nous l'avons appliqué sur le lieu même de l'irritation, et l'irritabilité s'est évanouie avec la fièvre, ainsi que les vomissemens. Que conclure de ce fait et de mille autres semblables? Qu'il peut exister des fièvres rémittentes, intermittentes, malignes ou autres, comme des névroses de tout genre, sans phlogose sanguine, sans inflammation locale ; de même que nous observons chaque jour des inflammations aiguës des principaux viscères, sans fièvres putrides ni malignes, en un mot sans fièvres dites essentielles. Or ces affections peuvent-elles se compliquer réciproquement? Cette question est résolue depuis des siècles. Ces complications sont même plus fréquentes qu'on ne le pense ; et c'est, sans doute, leur fréquence qui a porté l'auteur de *l'Examen* à

prononcer affirmativement que toutes les fièvres essentielles n'étaient que des phlegmasies locales.

D'après ces remarques, fruit de l'observation, je suis porté à considérer encore l'o-
pinion du docteur Broussais, sur les fièvres
essentielles , comme très-hasardée , comme
systématique : au surplus , je développerai
cette importante question dans ma troisième
ou quatrième notice , qui suivront de près
celle-ci.

Mais pour donner une idée dernière de
l'immense influence que le docteur Broussais accorde à l'irritation, à la phlogose
sanguine , et démontrer jusqu'où le délire
systématique peut égarer le médecin, je crois
devoir exposer ici sa brillante et toute nouvelle théorie des scrophules. Là, on le verra
encore confondre les tumeurs lymphatiques
locales, avec le vice scrophuleux, et nous
annoncer que ce vice dépend aussi de l'irritation sanguine. Mais laissons-le s'exprimer lui-
même : « Le mot vice, tant qu'il n'y a pas d'af-
» fection glanduleuse , ne signifie autre chose
» qu'une prédisposition des ganglions à con-
» tracter une irritation chronique. Qu'est-ce

» que prouve cette prédisposition? la faculté
» avec laquelle ils contractent l'irritation.
» Mais ils ne la contractent pas d'eux-
» mêmes ; et nécessairement, dans le cas en
» question, c'est sous l'influence d'une phleg-
» masie qui les modifie sympathiquement
» à une certaine distance, ou qui les irrite
» immédiatement, qu'on les voit passer à
» l'état qu'on appelle scrophuleux et tuber-
» culeux.

» Or, si le mot vices crophuleux, appliqué
» à un homme qui n'a point de scrophules,
» est synonyme de prédisposition, et si pré-
» disposition suppose que la maladie n'existe
» pas, il en résulte que le mot vice scro-
» phuleux ne présente point un état maladif
» de l'économie. Donc, dire qu'un homme
» qui devient scrophuleux à la suite d'une
» phlegmasie, avait un vice scrophuleux
» qui n'était que latent, c'est dire qu'il n'é-
» tait pas scrophuleux avant la phlegmasie ;
» et comme on ne connaît pas d'autre
» cause qui l'ont rendu tel, on est forcé
» de convenir que les phlegmasies peuvent
» produire l'état scrophuleux (1). »

(1) *Examen*, page 262.

6

Quel raisonnement ! et quelles pauvres conséquences découlent sans cesse de la manie de vouloir tout rallier aux inflammations, à une idée exclusive.

Tout ne démontre-t-il pas que les scrophules sont le résultat de l'altération de la lymphe, que l'inflammation n'est que l'effet de l'irritation produite par le fluide altéré sur les vaisseaux et glandes lymphatiques ? Toutes les fonctions ne sont-elles pas languissantes chez le scrophuleux ? La débilité n'est-elle pas cause prédisposante des scrophules ? L'enfant qui naît de parens faibles, affectés de maladies chroniques, de vices spécifiques, n'est-il pas plutôt atteint que celui né de parens forts et bien portans? Ce vice scrophuleux ne se remarque-t-il pas plus particulièrement chez l'enfant nourri d'alimens malsains, indigestes, que chez celui qui n'en prend que de bons, et chez lequel les digestions ne sont pas troublées par la surabondance de ces alimens? car les meilleurs, pris en trop grande quantité, fatiguent les organes de la digestion, et ne sont pas moins funestes que ceux de mauvaise nature, ce qui nous explique la raison pour laquelle des enfans élevés au milieu de l'abondance, ne sont quelquefois pas exempts de cette déplorable maladie. Ne s'observe-t-elle pas aussi plus particulièrement chez l'habitant des lieux bas, humides, situés au nord, sans cesse environnés d'une atmosphère humide et froide tout ensemble, que chez celui qui habite des régions élevées, exposées au midi, salubres enfin. Ne sommes-nous pas également assez éclairés sur le traitement prophylactique et curatif, presque exclusivement tonique, excitant, dépuratif, employé journellement avec le plus grand succès, malgré la théorie du docteur Broussais et les brillantes cures, qu'il prétend que *mon savant et profond ami Girard-Gérardot* a obtenues par la faim? Ne pouvait-il invoquer des autorités plus puissantes qui, depuis long-temps, ont proposé ce moyen?

Ainsi donc, d'après cette nouvelle théorie, la source des scrophules, comme celle de tant d'autres maladies, est aussi dans une irritation locale, et non dans une affection de de tout un système, non plus que dans l'altération du fluide lymphatique et des vaisseaux qui le renferment. Le rachitisme lui-même est une irritation locale, et si évidente pour

6.

lui , qu'il ne se donne pas la peine de l'expli-
quer.

Pour faire triompher cette nouvelle héré-
sie médicale , pour commander l'admiration
des élèves , qui , en général , à l'exception
d'un petit nombre, raisonnent peu en médecine pratique , n'ont rien lu encore, ou s'en
tiennent à quelques livres élémentaires , il a
recours à de honteux stratagèmes pour les
abuser et les séduire ; il empoisonne toutes
les idées reçues du venin d'une critique men-
songère , il attribue à ses contemporains des
sottises qu'ils n'ont jamais écrites , auxquelles
ils n'ont jamais pensé.

« Si on leur demande , dit-il , ce que c'est
» qu'une atonie qui se manifeste successive-
» ment en différentes régions du corps , et
» toujours dans celles où les propriétés or-
» ganiques sont les plus actives , à la tête et
» au ventre dans l'enfance , à la poitrine
» pendant l'évolution de la puberté, etc. ; si
» l'on veut savoir d'eux comment une atonie
» se déplace en un instant, et parcourt diffé-
» rentes parties, sur les traces des irritations
» locales, ainsi qu'on le remarque chez les scro-
» phuleux, dont les engorgemens blancs dispa-

» raissent quelquefois dans un point, pendant
» qu'il s'en développe d'autres ailleurs, à l'occa-
» sion d'une chute, d'une entorse, d'une luxa-
» tion, etc. ; si on leur fait toutes ces ques-
» tions, dis-je, ils oublieront leur atonie, pour
» vous dire que c'est le vice scrophuleux qui
» se porte ou se jette sur telle ou telle partie. »

Ce passage, qui n'est pas un des moins saillans dans le nombre infini de ceux qui dis-
tinguent les ouvrages du docteur Broussais,
nous démontre assez l'enthousiasme aveugle
dans lequel il est de son grand savoir et de
l'infaillibilité de son système.

Ne dirait-on pas à l'entendre que la médecine pratique soit aujourd'hui livrée à l'empi-
risme le plus aveugle, et que les phénomènes
comme l'action de l'irritabilité, sur lesquels
est basée la thérapeutique, soient appréciés de
lui seul ?

Lorsque nous employons les révulsifs de
tout genre dans le traitement des maladies,
est-ce faute d'avoir une connaissance par-
faite des lois physiologiques ? est-ce parce
que nous ignorons la vérité de cet aphorisme,
ubi dolor, *ibi humorum fluxus*, que nous ad-
mettons comme cause des scrophules, l'altération de la lymphe, et la possibilité du trans-
port des fluides morbifiques de la goutte, du

rhumatisme de la syphilis, d'un lieu dans
un autre ? Croit-il que nous ignorions tous
ces phénomènes de la nature ? Non sans
doute, il ne le croit pas, mais il entre aussi
dans son système de mettre en problème le savoir des autres, afin de mieux faire briller le
sien, et sur-tout celui qu'il s'attribue à l'exclu-
sion de tous autres. Toutefois, en appréciant
l'action, l'influence et toutes les conséquences
des troubles que suscite l'irritabilité, nous ne
lui attribuons pas exclusivement tous les désordres qui surviennent dans les maladies ;
parce que nous ne pouvons, à son exemple,
confondre tout, la cause et l'effet, regarder
les engorgemens scrophuleux à la suite d'entorse, comme déterminés uniquement par
l'irritabilité ; parce que nous pensons qu'il
y a un vice de la lymphe, qui fait toute la
gravité de l'entorse chèz le scrophuleux; parce
que cette gravité ne s'observe pas chez celui qui n'est point affecté de ce vice, quoique l'entorse dont est atteint ce dernier soit
au même degré, et même plus compliquée que
celle du premier. Il y a donc là une autre
cause que l'irritabilité sanguine ? Il serait
aussi absurde de croire que le virus de la variole est le résultat d'une inflammation, parce
que la présence de ce principe contagieux

excite l'inflammation du système vasculaire dermoïde, que de considérer le vice scrophuleux comme l'effet de l'inflammation.

Telles sont en partie les conséquences de l'esprit de système, telle est la manière de raisonner de l'homme extraordinaire que nous avons entrepris de signaler, qui nous annonce chaque jour que la science va changer de face ; que la vérité va, comme une autre Minerve, sortir tout armée de son cerveau ; qu'elle va répandre par-tout sa bienfaisante lumière, et éclairer de son flambeau les heureux élèves qu'il se charge d'instruire, pour nous donner des médecins comme on n'en aura jamais vu. *Mon but est de former des médecins d'une pratique plus heureuse que ne peut l'être celle des systématiques à la mode. J'y parviendrai, j'en suis sûr, parce que, depuis douze ans, j'ai coutume d'y parvenir ; parce qu'aucun de ceux qui m'ont entendu et qui m'ont vu pratiquer, n'a résisté à la force de la vérité. J'ose espérer d'en élever un assez grand nombre pour susciter à l'erreur des ennemis qui finiront un jour par la détruire* (1).

Déjà, en effet, ses échos fidèles nous répè-

(1) *Examen*, préf., pag. vj.

tent ces grandes prophéties, en nous annon-
çant que la science doit quitter ses habits de
deuil, et que Bichat revit dans leur maître (1).

De semblables prédictions sont si sédui-
santes, qu'on serait presque tenté de les accueillir sans examen ; mais l'expérience, cette
ennemie jurée des fictions, ce guide infaillible, qui, sans cesse, nous éclaire et veille sur
nous, ne nous permet pas de rester long-
temps dans une si douce illusion ; la cruelle
nous arrache sans pitié le bandeau qui allait
fasciner nos yeux, elle nous montre la réa-
lité, elle nous apprend qu'un système est
presque toujours basé sur une foule de so-
phismes d'autant plus dangereux, qu'ils sont
parés de quelques traits de la vérité ; que
l'homme qui en est entiché lui sacrifie tout ;
que, pour celui qui l'a créé, comme pour celui qui l'a adopté, un système n'est réellement,
qu'une méthode qui rend la pratique plus facile, en l'affranchissant en quelque sorte de
la dépendance de l'art.

Ces observations et les réflexions que nous
nous sommes permises, n'empêcheront pas

(1) Lire la Thèse inaugurale de M. Viale, soutenue
en 1817 avec un talent qui honore autant le maître
que le disciple.

le docteur Broussais de se considérer comme un homme extraordinaire, fécond en conceptions hardies , un de ces êtres privilégiés dont la nature est avare, qu'elle n'envoie que dans des temps de calamité publique, lorsqu'un fléau destructeur menace tout le genre humain. Que serait devenue en effet cette pauvre espèce humaine, livrée à la gent brownienne, s'il ne se fût chargé du rôle de son libérateur ; car, si nous l'en croyons, le manteau systématico-brownien, dont il n'a lui-même été enveloppé que trop long-temps pour le bien de l'humanité, couvre encore tous ses contemporains.

L'ignorance et la mauvaise foi, et surtout un amour-propre barbare, les tiennent captifs dans une erreur qu'ils reconnaissent, mais qu'un faux point d'honneur leur défend de confesser et d'abjurer. *Je lis*, dit-il, *dans la pensée de mes détracteurs : plus d'une fois ils ont senti l'insuffisance de la doctrine qu'on leur a si laborieusement inculquée,* difficiles habuere nugas. *Mais ils se sont mis en avant ; ils ont loué, ils ont écrit, ils croient leur honneur intéressé à défendre une cause qu'ils savent être mauvaise* (1).

(1) *Examen,* préf., pag. vij.

Jugeant de l'amour-propre des autres d'après le sien, auquel il sacrifie tout, il n'a pas d'expression assez forte pour peindre son indignation contre quiconque ne l'écoute et ne l'admire pas. *Il fallait, dira-t-on, laisser à d'autres le soin de me justifier; mais lorsqu'en parcourant huit années de journaux de médecine, après ma rentrée en France, je vois que ma doctrine n'a pas fructifié; que très-peu de médecins ont su en faire l'application dans leur pratique; qu'on ne l'a développée ni dans les cours publics, ni dans les cours particuliers, malgré tous les éloges qu'on lui avait accordés; que les oracles de la littérature médicale n'ont pas publié un seul paragraphe écrit dans le même style; n'est-il pas temps enfin de rechercher moi - même la cause de ce mépris apparent?*

Ce mépris en effet a dû être bien humiliant pour ce sublime réformateur, qui nous annonce de si grandes choses, qui, dans des vues purement philanthropiques, se sacrifie tout entier pour la vérité, se ferme l'entrée des palais, se fait violence pour dire des injures, et va jusqu'à être ingrat par la haine qu'il porte à l'erreur. *Maintenant que ce combat,* dit-il, *m'attire des ennemis puissans, qu'il m'écarte de quelques salons dorés, qu'il nuise à ma fortune ; je m'y suis exposé, je m'y suis attendu, c'est mon affaire ; l'intérêt de l'art et de l'humanité m'ont décidé à publier cet ouvrage, sans me permettre de calculer tous les désagrémens qu'il peut attirer sur moi* (1).

On l'entend, c'est lui-même qui le dit, c'est sa plume qui nous le répète ; en s'engageant dans un combat aussi périlleux, cet homme, courageux et généreux à-la-fois, ce martyr de la vérité, sacrifie son intérêt propre ; il fait tout pour les hommes et rien pour lui. Grand dans ses principes, méprisant les faiblesses humaines et la vaine gloire, il nous déclare qu'il n est point possédé de la chimère de l'immortalité, qu'il ne désire que *rendre service à l'humanité.* Mais l'en croirons-nous sur parole, lorsqu'à chaque discours, les mots séduisans d'*immortalité,* de *postérité,* d'*histoire* et de *mémoire,* etc., qui se pressent sous sa plume, nous révèlent qu'il n'est pas sans ambitionner ce qu'il paraît si fort dédaigner ? le croirons-nous après le reproche amer qu'il adresse à M. Y, critique qui a eu la témérité de lui dire : « Je

(1) Journal univers. des scienc. médic., n° 27.

n'aime pas les appels à la postérité , rarement elle y répond (Journal universel). » Qu'il ne les aime pas, a-t-il répondu à cet impertinent, à la bonne heure , mais qu'il dise que rarement elle y répond , ceci mérite une distinction. *Ce n'est pas parce qu'on y appelle , qu'elle garde le silence, c'est parce que les appelans n'avaient aucun droit à ses suffrages ; elle a bien su entendre la voix des Virgile , des Horace , des Cicéron, des Boileau, et de tant d'autres hommes fameux qui l'ont implorée* (1). Nous avions donc raison de douter que le docteur Broussais fût, ainsi qu'il le disait tout-à-l'heure, peu épris de la gloire et exempt d'ambition ; car le voici maintenant qu'il se compare, sans façon, aux Juvénal, aux Boileau, aux Molière. Mais si, dans cette téméraire comparaison, il ne fait pas preuve de cette rare modestie qui relève le talent, il nous prévient au moins que, digne héritier du malin génie de ces hommes célèbres, c'est à lui qu'ils ont laissé la tâche pénible de peindre les ridicules des médecins de son siècle. *C'est par de tels reproches que les auteurs de mauvais goût et les hommes ridicules accueillirent*

(1) Journ. univ. des scienc. méd., nov. 1817, p. 169.

*autrefois les satyres de Boileau et de Mo-
lière* (1) , réplique-t-il à **M. Y**, critique ano-
nyme, qui lui reproche ses sarcasmes et ses
injures.

Ceci n'est encore qu'une faible esquisse du
talent redoutable dont l'ont fait légataire les
hommes dont il envie la gloire, et sur les
traces desquels il marche avec tant d'assu-
rance et de bonheur.

Pour donner une idée plus juste du rare
génie de l'émulateur de ces grands écrivains,
de la noblesse de ses sentimens et de son langage, nous citerons un passage assez remar-
quable de *son Examen de la Doctrine médicale* (p. 380). C'est à un de ses anciens maîtres à qui il a dédié sa thèse ; c'est à un
vieillard qui l'a honoré de sa protection, qu'il
appelait encore, il y a deux ans, le père de
la *médecine clinique française* (2) ; c'est à un
médecin qui, depuis plus d'un demi-siècle,
occupe un des premiers rangs dans le monde
médical, qu'il s'adresse dans le fragment
qu'on va lire : « *Détournez l'attention de cet
auteur, en énumérant, en général, les causes
débilitantes qui agissent sur l'espèce humaine,*

____

(1) Journ. déjà cité.
(2) Traité des phlegmas., 2e édit.

et en les exagérant avec des termes pompeux; au lieu de dire tout simplement, comme les browniens, que l'excitabilité est épuisée, accumulée ou consumée. Il sera même utile, pour vous rendre plus impénétrable, de joindre aux invectives que vous lancerez contre les humoristes et les mécaniciens, quelques injures contre Brown lui-même. Du reste, déployez beaucoup d'érudition; changez brusquement de matière, aussitôt que la discussion vous fatiguera, et jetez-vous tout-à-coup dans la déclamation, pour qu'on ne puisse jamais suivre vos raisonnemens, ni vous prendre en défaut; répétez à chaque instant les mots, saine critique, goût sévère, philosophie, sciences exactes, histoire naturelle, méthode analytique, afin que le lecteur, étourdi de ces grands mots, oublie vos inconséquences et jusqu'à vos fautes de français.

Quel monument de gratitude et d'urbanité! Ne désespérons pas que les écoliers du docteur Broussais ne lui en élèvent un jour un semblable, mais appuyé sur des bases plus solides et d'un style encore plus pompeux, lorsque la sage et infaillible expérience aura dessillé leurs yeux, et leur aura appris que le grand maître sur les traces duquel ils mar-

chent aujourd'hui si aveuglément, les a en-
traînés dans un dédale d'erreurs dont les
suites sont incalculables. Oui, ils reconnaî-
tront tôt ou tard que leur maître ne s'est
érigé en critique des maîtres de l'art, que
parce qu'il lui était plus facile de suivre l'impulsion vagabonde de son fatal génie, que de
s'élever au rang de ces hommes justement
renommés.

Mais jusqu'à ce que le flambeau de l'expérience vienne leur apporter cette utile lumière, combien de fautes ne seront-ils pas
exposés à commettre ? combien de victimes du
système ne gémiront-elles pas du malheureux
hasard qui leur aura fait confier leurs jours à
ses imprudens sectateurs. Trop crédules ad-
mirateurs des merveilles de ce système que
vous avez si témérairement embrassé, ne crai-
gnez-vous pas de vous trouver, à votre début
même dans la carrière, forcés, ainsi que votre maître, de demander pardon *à vos victimes?* Ne frémissez-vous pas à cette seule
idée? Mais non, vous êtes encore trop abusés
par les facilités que sa doctrine vous présente; vous ne connaissez, comme il ne connaît personne qui l'égale, ni qui lui soit comparable : le temps seul peut dessiller vos

yeux, et renverser ce colosse aux pieds d'argile.

Persuadé que les théories exclusives sont pernicieuses, et qu'elles entravent la marche de la médecine pratique, la propagation des erreurs n'étant pas moins rapide que celle des lumières ; pénétré des maux incalculables que tout système prédominant peut entraîner à sa suite, je n'ai pu me taire sur ceux que j'ai déjà reconnus, ni me dispenser de signaler ceux dont l'humanité est encore menacée. D'ailleurs, je me serais rendu coupable envers les partisans d'un tel système, si je n'avais pas répondu à l'appel que son auteur fait à la critique : cet appel, il le fait même d'un ton menaçant, prenant pour adage, *væ victis* (1) ! Mais je lui réponds sans crainte ; et sans vouloir l'imiter jusque dans son oubli du respect et de la déférence qu'il devait à ses maîtres, je donne à ma pensée l'essor et l'indépendance que réclame la vérité dont je défends la cause. J'apporterai dans cette lutte d'autant plus d'ardeur et de persévérance, que peut-être mes efforts ne seront pas inutiles. Cet espoir me soutiendra dans la tâche pénible que j'ai entreprise ; je me la suis même imposée pour

(1) Journal univers.

l'avenir, comme un devoir, parce que mon premier soin sera constamment d'attaquer l'erreur par-tout où je la découvrirai.

Je sacrifierai tout au désir d'être utile, à l'indignation que m'inspirent ces secours barbares que l'esprit de système prodigue à des malheureux, dont la reconnaissance n'est souvent qu'en proportion des tourmens qu'on leur a fait endurer, quand ils n'en ont pas été les funestes victimes. (Examen, préface.)

Je réfuterai avec d'autant plus de persévérance l'auteur de l'*Examen*, que de grandes vérités physiologico - pratiques de nos plus grands maîtres s'y trouvent compromises par l'esprit de système ; enfin, parce qu'il s'agit de savoir si leur application à la médecine pratique est de nos jours, et de la part des médecins français sur - tout, aussi négligé que le pense ce superbe novateur. Il n'appartenait qu'à lui seul de se charger (1) de la honteuse tâche de déprécier par une outrageante partialité ses contemporains, ses compatriotes, à l'exception pourtant de MM. Girard-Gerardot, Viale, Billard, Duviard, Ferrard, Parot, Hernault, etc., médecins qui peuvent avoir du mérite, mais

(1) Journ. univ. des sciences méd., n° 23. *Examen*.

dont la réputation n'est point encore assez bien établie pour qu'on les cite comme des autorités.

N'attendez pas qu'il cite jamais aucun des célèbres professeurs des quatre grandes Universités de France ; sa plume ne recommande à la confiance publique que de jeunes néophytes dont il n'a pas à craindre la rivalité, auxquels il semble ne prodiguer ses éloges que parce qu'il ne redoute pas qu'ils nuisent à l'empire qu'il ambitionne de créer. Et c'est pour s'excuser d'une tactique aussi flétrissante qu'inouïe dans les fastes de l'art, qu'il vous dit : *Je n'ai pas cru devoir adoucir ma critique par des éloges accordés à la célébrité ; j'aurais manqué mon but en inspirant trop de confiance pour des ouvrages qui ne sauraient être lus sans danger par ceux qui n'ontpas été prémunis contre les erreurs qu'ils contiennent* (1).

PORTRAIT DE PARACELSE PAR CABANIS (2).

« Paracelse, que le praticien solitaire des » Pyrénées, cité par Bordeu, appelait le plus

(1) *Examen*, préf., pag. v.

(2) Coup d'œil sur les révolutions et sur la réforme de la médecine, pag. 135.

» fou des médecins , et le plus médecin des
» fous , fut sans doute le prototype des char-
» latans ; un vrai modèle d'orgueil , de dé-
» mence et d'audace. Du fond des cabarets
» de Bâle , il se jouait de la crédulité des
» princes , et même de celle de quelques
» hommes, d'ailleurs fort éclairés pour le
» temps. Sorti de ces asyles honteux, il ac-
» cumulait, en présence d'une foule de dis-
» ciples infatués , les mensonges, les absur-
» dités, les outrages contre ses rivaux ; du
» haut de ses tréteaux , il prononçait la pros-
» cription de tout ce qui n'était pas lui. Il
» criait d'une voix frénétique : Arrière-moi ,
» *grec*, *latin*, *arabe*. Il jetait au feu publi-
» quement les écrits dont il voulait anéantir
» la gloire.

» Tel était ce Théophile Bombast - Para-
» celse, qui se croyait un grand homme ,
» parce que son nom était plus souvent pro-
» noncé dans toute l'Europe, que celui d'au-
» cun de ses contemporains. Depuis cette
» époque, la justice, et la justice sévère , a
» succédé à l'engouement : il n'est personne,
» parmi les médecins dont l'opinion a quel-
» que poids, qui n'ait reconnu l'incohérence
» de ses idées et l'absurdité de ses prétentions.

» Combien de fois n'a-t-on pas dévoilé tout
» ce que sa conduite présentait de ridicule et
» d'odieux. Et cependant une entière équité
» ne permet pas de méconnaître les services
» réels qu'il a rendus à la science; l'utilité des
» remèdes qu'il a le premier mis en usage, ou
» qu'il a maniés avec plus de hardiesse que
» ses devanciers; enfin je ne sais quelle sa-
» gacité originale, qui, sans être le vrai gé-
» nie, conduit à certaines découvertes aux-
» quelles une marche plus réservée ne con-
» duirait peut-être pas.

» Paracelse avait senti les vices principaux
» de la médecine de son temps; il avait en-
» trevu les réformes qu'elle exigeait; et si la
» tournure de son caractère lui avait permis
» de rendre justice à ceux qu'il copiait im-
» pudemment, en les outrageant sans me-
» sure; s'il n'avait pas sans cesse eu besoin
» d'ameuter la foule autour de lui, sans doute
» il eût pu beaucoup accélérer la révolution
» qui devait tôt ou tard ressusciter la vraie
» médecine dans l'Occident

De l'Imprimerie de CELLOT, rue des Grands-Augustins.